MÉMOIRE

SUR

LES MOUVEMENTS

DE FLEXION ET D'INCLINAISON

DE

LA COLONNE VERTÉBRALE

LU A L'ACADÉMIE DE MÉDECINE

DANS LES SÉANCES DU 26 SEPTEMBRE 1876, DES 4 ET 11 FÉVRIER 1877

PAR

Le docteur Jules GUÉRIN

Membre titulaire

PARIS

G. MASSON, ÉDITEUR

LIBRAIRE DE L'ACADÉMIE DE MÉDECINE

10, RUE HAUTEFEUILLE (INSTALLATION PROVISOIRE)

1877

AVERTISSEMENT

Ce mémoire, dont le caractère général n'a pas besoin d'être indiqué, est en outre destiné à servir de base :

1° A l'étude du mécanisme des déviations musculaires de l'épine dans leurs rapports avec les causes qui les produisent ;

2° Au diagnostic des altérations morbides de la colonne ;

3° A une détermination anatomique plus rigoureuse de la constitution des muscles et de leurs attributs matériels par l'étude de leur destination physiologique.

Le premier de ces trois points de vue peut être mis en toute évidence en faisant remarquer que les déviations musculaires n'étant que l'expression permanente et presque toujours exagérée de l'action de certains muscles ou certains groupes de muscles, c'est de la connaissance préalable de cette action qu'il faut partir pour se rendre compte du siége et des caractères de ces difformités.

Le second point de vue est une sorte de conséquence du précédent. Il est de la dernière évidence que toute forme pathologique de l'épine en contradiction avec les formes physiologiques réalisées par ses moteurs soulève le premier voile qui en couvre le véritable origine, et conduit à la notion directe de leur causalité spéciale. Ce point de vue est surtout fertile en conséquences pratiques en ce qu'il fait éviter des méprises graves, ainsi que nous le montrerons plus tard.

Enfin, la notion physiologique du mécanisme musculaire, considérée comme base d'une détermination plus sûre et plus rigoureuse des rapports anatomiques de chaque muscle avec le squelette, nous paraît, par les applications que nous avons faites de cette doctrine, ouvrir de nouvelles perspectives à l'anatomie topographique du système musculaire. L'anatomie descriptive des muscles, inspirée et dirigée par la notion de leurs usages, verra mieux leur individualité, leurs formes, leurs distributions, leurs rapports; en un mot, toutes les particularités qui doivent mettre les aptitudes de l'organe au service de la fonction. Sans avoir besoin de rappeler ici l'expression de ces rapports par la formule depuis longtemps introduite dans la science : *la fonction fait l'organe*, on ne pourra s'empêcher d'en trouver ici une nouvelle confirmation.

Pour les anatomistes de profession, les faits matériels auxquels nous avons été conduits leur paraîtront sans doute des titres suffisants pour attirer leur attention et les encourager à regarder de plus près la différence qu'il y a entre l'anatomie *empirique* et l'anatomie *étiologique* : l'une ne constatant les formes que comme elles paraissent être; l'autre allant au-devant d'elles et prévoyant ce qu'elles sont par ce qu'elles doivent être.

JULES GUÉRIN.

Paris, 20 février 1877

MÉMOIRE

SUR LES

MOUVEMENTS DE FLEXION ET D'INCLINAISON

DE

LA COLONNE VERTÉBRALE

PREMIÈRE PARTIE.

FAITS PHYSIOLOGIQUES.

Tous les physiologistes qui ont écrit sur les mouvements de l'épine et en particulier sur les mouvements latéraux n'avaient constaté que des mouvements obscurs de totalité, auxquels participent d'une manière presque égale toutes les vertèbres, tous les fibro-cartilages et toutes les surfaces articulaires. Weber, anatomiste allemand, s'était seul livré à quelques expériences sur le cadavre et sur le sujet vivant, dans le but de préciser quelles sont les parties les plus mobiles de la colonne. Mais, soit que cet expérimentateur se soit borné à un trop petit nombre d'épreuves, soit qu'il les ait répétées dans des conditions différentes, soit enfin que, bornant ses recherches à des expériences sur l'homme, il ait omis d'interroger simultanément les faits physiologiques, les faits anatomiques directs, les faits d'anatomie comparative, et les faits pathologiques, toujours est-il qu'il n'est arrivé qu'à des conclusions vagues, contradictoires et souvent contraires à l'observation. Ainsi Weber établit que, « tantôt le point le plus mobile de la colonne par rapport à la flexion latérale, exceptant la région cervicale, s'est montré alternativement entre la cinquième lombaire et la première dorsale, tantôt dans toutes les lombaires, tantôt entre la quatrième et la cinquième lombaire; enfin qu'il est le plus considérable aux vertèbres du cou, notamment aux six supérieures; qu'il diminue beaucoup entre la septième cervicale et la première dorsale, devient très-faible dans la sixième ou la septième dorsale, mais augmente aux vertèbres lombaires, où la mobilité demeure cependant toujours moindre que dans celles du cou (1). »

Voilà ce que l'on savait sur la localisation, le centre et la détermination des mouvements de flexion latérale de la colonne. D'une part donc, les physiologistes autres que Weber ne reconnaissaient, dans les mouvements de flexion latérale de la colonne, que des mouvements de totalité auxquels participent indistinctement toutes les vertèbres; de l'autre, Weber n'avait vu ni assigné à ces mouvements aucun point de départ fixe, aucune disposition articulaire spéciale. Cependant l'observation et l'expérimentation physiologiques, l'anatomie humaine, l'anatomie comparative, l'anatomie pathologique m'ont conduit tour à tour à des conclusions précises et invariables.

Interrogeons d'abord l'observation et l'expérimentation physiologiques.

Lorsque l'on examine un sujet adulte à nu pendant qu'il fléchit latéralement la colonne, on observe d'abord ce premier fait : que la colonne offre toujours un arc de courbure, dont le sommet répond uniformément à un même point de cette tige, et ce second fait, que la surface du dos, la peau, les parties accessoires du tronc présentent constamment les mêmes déplacements, les mêmes caractères anatomiques. Ce double fait de l'uniformité du siége de la flexion et des caractères anatomiques qui l'accompagnent se répète autant de fois que le sujet fléchit latéralement la colonne. Dans tous les cas, on constate que la première partie de la colonne, les régions dorsales supérieure et moyenne ne participent que très-peu à la formation de la courbure, et que le sommet de l'arc de flexion ou centre principal de ce mouvement, répond à l'union de la onzième vertèbre dorsale avec la douzième ou au moins à la fin de la région

(1) *Recherches anatomico-physiologiques sur quelques dispositions particulières dans le mécanisme de la colonne vertébrale chez l'homme*, par M. le docteur Wéber (*Journal complémentaire des sciences médicales*, t. XXVII, p. 275).

dorsale. Ce premier fait est constant et évident. Les caractères extérieurs qu'on observe pendant le mouvement latéral de la colonne sont les suivants : écartement très-sensible de l'extrémité supérieure du tronc de la verticale; abaissement considérable de l'épaule du côté fléchi, élévation du côté opposé; rapprochement des fausses côtes de la crête du bassin jusqu'au contact; formation de deux ou trois plis à la peau entre ces deux points, écartement et tension des parties correspondantes du côté opposé. Dans la limite des mouvements physiologiques, on ne remarque pas d'apparence de torsion de la colonne, c'est-à-dire que les deux épaules continuent à être également saillantes, et les muscles des gouttières vertébrales à former le même relief. Ces caractères anatomiques se reproduisent d'une manière constante et invariable comme le centre du mouvement correspond toujours au niveau des deux dernières dorsales; ces deux ordres de faits se commandent.

En examinant de plus près, en cherchant à analyser chacun des effets consécutifs de la flexion latérale, on se demande si chacun de ces caractères anatomiques exprime bien la même uniformité de mouvement et n'exprime que le seul mouvement de flexion latérale en un point quelconque de la tige. Mais on s'aperçoit bientôt que l'écartement du sommet du tronc de la verticale est plus considérable que ne le comporterait l'inclinaison produite par le segment supérieur d'une courbe appuyée sur un point fixe; il en est de même du rapprochement des fausses côtes du bassin. En effet, si l'écartement du sommet du tronc de la verticale et le rapprochement jusqu'au contact des fausses côtes et du bassin ne résultaient que de l'abaissement produit par la seule flexion de la colonne, cet écartement et cet abaissement ne pourraient dépendre que d'un arc de flexion à rayon très-petit; or, cet arc est toujours d'un très-grand rayon et tout à fait hors de proportion avec l'inclinaison qu'on remarque dans le sommet du tronc. En cherchant la raison de ce désaccord on la trouve dans un second phénomène non moins important, c'est-à-dire dans l'inclinaison en totalité de la colonne sur le bassin.

On peut s'assurer directement de ce second fait en élevant une perpendiculaire à la base de la colonne sur le bassin, ou en suivant avec le doigt la série des apophyses épineuses lombo-sacrées. Dans les deux cas, on s'aperçoit aisément qu'au niveau de l'articulation de la dernière lombaire avec le sacrum, la colonne forme avec l'horizontale un angle très-aigu du côté de l'inclinaison résultant de cette inclinaison même de la colonne sur le bassin; de plus, on remarque que toutes les vertèbres lombaires ont subi très-peu d'inclinaison les unes sur les autres, et que cette inclinaison est d'autant plus obscure qu'on s'éloigne davantage de la dernière lombaire.

Ce fait de l'inclinaison de la colonne en totalité sur le sacrum est aussi constant et aussi incontestable que le fait de la flexion de la colonne dorsale sur la colonne lombaire. Ainsi l'observation physiologique directe et répétée donne toujours pour résultat dans la flexion latérale de la colonne un premier point de centre de mouvement au niveau de l'articulation de la onzième vertèbre dorsale avec la douzième, et un second point non moins prononcé entre la dernière lombaire et le sacrum.

Après avoir observé le fait dans son expression physiologique la plus générale et la plus habituelle, j'ai eu recours à l'expérimentation : j'ai cherché à isoler le mouvement d'inclinaison de la colonne entière sur le bassin, du mouvement de flexion partielle de la fraction dorsale. Pour cela il suffit de faire tenir le sujet debout et droit, en lui élevant un des deux pieds au moyen d'un corps quelconque de 5 ou 6 centimètres d'épaisseur, ou simplement en le faisant tenir debout sur la pointe du pied, la jambe tendue sans autre moyen de surélévation; ou enfin en faisant fortement fléchir le genou d'un côté, la jambe tendue de l'autre côté. Dans les deux premières conditions le bassin est élevé d'un côté et la colonne décrit avec le sacrum un angle aigu du côté correspondant. Dans le troisième cas le bassin est incliné du côté correspondant au genou fléchi et la colonne inclinée du côté opposé. Dans les trois cas l'inclinaison de la colonne sur le bassin, provoquée par le besoin d'équilibre, est manifeste, sans courbure, très-appréciable dans la continuité de la colonne. C'est de cette manière qu'on peut isoler et démontrer le fait de l'inclinaison spéciale de la colonne en totalité sur le bassin, à l'exclusion du fait de la flexion dorsale.

On peut jusqu'à un certain point en faire autant pour cette dernière ; à cet effet on provoque des attitudes dans lesquelles le fait de la flexion spéciale est plus ou moins produit à l'exclusion de l'inclinaison totale; ainsi on peut produire une flexion forte avec une inclinaison faible du même côté, et l'on peut produire encore une flexion assez forte d'un côté, dite *de balancement*, en inclinant préalablement la colonne sur le bassin du côté opposé. Ce double résultat est surtout facile à obtenir chez les jeunes filles dont la colonne est relativement longue et mobile. Dans l'un et l'autre cas, il faut un mouvement étudié et un mouvement automatique, car le mouvement automatique produit à la fois la flexion et l'inclinaison du même côté dans des proportions et des rapports qui varient suivant l'âge, le sexe, la longueur, la flexibilité de la colonne...

Ainsi, l'inclinaison latérale du tronc provoque deux mouvements spéciaux de la colonne, un mouvement de flexion dont le centre correspond au niveau des dernières dorsales, et un mouvement d'inclinaison de la colonne en totalité sur le bassin, dont le centre répond à l'articulation de la dernière lombaire avec le sacrum. Ces faits sont-ils constants et rigoureusement uniformes: oui, dans la réunion des conditions normales indispensables à leur accomplissement, c'est-à-dire chez les sujets qui ont réalisé les éléments organiques et dynamiques suffisants, et chez ceux qui ne les ont point perdus par l'âge ou par des difformités. Dans cette limite, le double fait de la flexion et de l'inclinaison s'offre toujours avec le même siége, les mêmes caractères extérieurs, et ce n'est que chez les très-jeunes sujets, chez les jeunes filles à ligaments très-lâches, à muscles celluleux, que l'on peut déplacer et altérer quelques-uns de ces caractères par des attitudes forcées, et forcées seulement, car, lorsqu'on abandonne la production du mouvement de flexion latérale à l'instinct du sujet, toujours il se produit tel qu'on le remarque chez les sujets qui ne peuvent plus, par suite d'un organisme complétement constitué, en modifier le siége ou en faire varier les apparences.

Après ces deux points spécialement mobiles de la colonne, j'ai cherché quelles sont dans la suite de cette tige les parties qui résistent, celles qui se prêtent encore à des mouvements de latéralité. Weber et d'autres avant lui avaient établi que les vertèbres dorsales moyennes et supérieures, depuis la huitième jusqu'à la première, se prêtent peu à la flexion latérale, et que la région cervicale est la plus mobile et se prête le mieux aux mouvements latéraux les plus étendus. Weber formule ainsi son opinion : « La flexion latérale est la plus considérable aux vertèbres du cou, notamment aux six supérieures : elle diminue beaucoup entre la septième cervicale et la première dorsale, devient très-faible dans les six ou sept dorsales supérieures. »

Je cite textuellement cet auteur, parce que mes observations tendent à préciser plus qu'il ne l'a fait les faits vrais qu'il a constatés en ce qui concerne les vertèbres de la région dorsale, mais à infirmer ce qu'il a dit de la mobilité générale de la région cervicale et de l'immobilité relative de l'articulation de la dernière cervicale avec la première dorsale. En effet, voici ce que l'observation directe et l'expérimentation répétée m'ont paru établir. Les vertèbres dorsales, à partir de la onzième, perdent graduellement jusqu'à la première la mobilité dont la onzième avec la douzième offrent le degré le plus prononcé. Dans les mouvements de flexion latérale on remarque en effet que la courbe devient de plus en plus insensible à mesure qu'on s'éloigne davantage de la région dorsale inférieure pour remonter à la supérieure, à tel point que les quatre premières dorsales décrivent par la série de leurs apophyses épineuses une ligne presque complétement droite; d'où il suit que l'épine présente la figure d'un quart d'ellipse dont la plus forte courbure répond à l'union de la onzième dorsale avec la douzième.

Le fait qui précède est confirmé par les deux expériences suivantes : Lorsque l'on veut produire chez un adulte une courbure de la région dorsale en sens inverse de la flexion physiologique et superposée à cette dernière, on n'obtient aucun résultat, et la région cervicale seule réalise la courbe opposée sans la moindre participation de la région dorsale; chez les très-jeunes sujets au contraire, chez ceux dont la colonne est encore très-flexible, on arrive quelquefois à produire un commencement de courbure de la région dorsale en sens inverse de l'arc de la flexion physiologique; mais alors c'est la région dorsale moyenne et non la supérieure qui est le siége de cette seconde courbure, et les vertèbres de la région dorsale supérieure sont celles qui participent le moins à ce mouvement. Cependant leur position plus éloignée du centre de la flexion physiologique qui s'exécute en sens inverse devrait, toutes choses égales d'ailleurs, les disposer à opérer la courbure inverse plus facilement que les dorsales moyennes; car celles-ci étant plus rapprochées du centre de la flexion physiologique sont d'autant moins favorablement situées pour produire un arc de courbure en sens inverse. Quoi qu'il en soit, je crois être fondé à dire que la mobilité latérale des vertèbres dorsales diminue de bas en haut jusqu'à la première inclusivement, non pas d'une manière égale, mais d'une manière graduée.

La flexibilité latérale de la région cervicale m'a paru offrir la répétition curieuse des faits qui s'observent dans le reste de l'épine, c'est-à-dire que, de même qu'une vertèbre mobile s'appuie sur une vertèbre très-fixe et est surmontée par une série de vertèbres dont la mobilité va sans cesse en diminuant, — ainsi que cela se remarque à la fin de la région lombaire et à la fin de la région dorsale, — de même la région cervicale offre à sa base une vertèbre très-mobile, la plus mobile de la région, et dans les vertèbres superposées une mobilité décroissante jusqu'à l'extrémité de la colonne, dont l'articulation avec la tête offre une dernière répétition du même phénomène. En effet, lorsque l'on fait fléchir latéralement le cou d'un adulte en recommandant au sujet de ne pas incliner la tête, mais d'incliner le cou tout d'une pièce, on aperçoit manifestement qu'il y a dans ce phénomène deux faits différents : la flexion de la région cervicale formant un arc régulier et l'inclinaison de la région en totalité sur la première vertèbre dorsale. Ce double fait peut être démontré par les deux voies employées pour établir l'existence de la flexion dorsale et l'inclinaison lombo-sacrée dans les mouvements de flexion latérale du tronc. L'arc de flexion décrit par la région cervicale est d'un rayon trop grand pour rendre compte du degré d'écartement de la tête, et l'on peut, par l'observation directe, en élevant une perpendiculaire sur la première dorsale ou en suivant avec le doigt la série des apophyses épineuses, constater immédiatement l'existence d'un angle très-aigu entre la région cervicale et la première dorsale, et par conséquent reconnaître l'inclinaison cervico-dorsale.

Cependant, pour rester dans l'observation rigoureuse, il arrive parfois que l'inclinaison a lieu sur la dernière cervicale au lieu de s'effectuer sur la première dorsale. Dans ces cas exceptionnels, l'articulation de la septième cervicale avec la première dorsale participe encore de la rigidité des articulations dorsales, mais ces cas sont les plus rares. J'ai eu occasion de vérifier le fait le plus fréquent d'une manière plus démonstrative encore dans le traitement mécanique du torticolis, c'est-à-dire la simultanéité en sens inverse de l'inclinaison cervico-dorsale et de la flexion cervicale. Dans ces difformités causées par la rétraction d'un des sterno-mastoïdiens, lorsque l'on veut redresser la tête en la tirant obliquement en sens inverse de l'inclinaison avant que le muscle n'ait été divisé et n'ait recouvré sa longueur, le muscle rétracté s'oppose à ce redressement. La tête paraît néanmoins revenir dans la verticale, mais elle ne se redresse qu'au moyen de l'inclinaison en sens opposé de la région cervicale sur la première dorsale qui forme ainsi un angle compensateur de celui que la tête continue à faire de l'autre côté avec l'extrémité cervicale de la colonne, et, dans ce cas, le déplacement latéral de la tête compense l'insuffisance de longueur du cou.

J'ai dit que la mobilité latérale des vertèbres cervicales va en décroissant de la dernière à la première ; c'est ce que l'on peut constater directement en suivant la série des apophyses épineuses. Ce simple examen suffit pour montrer cette décroissance, et pour établir dans les deux dernières cervicales un résultat analogue à celui que l'on observe à l'extrémité de la région lombaire et à l'extrémité de la région dorsale, savoir : une inflexibilité latérale presque complète pour donner une base plus solide à la tête dont la mobilité latérale avait besoin d'un support plus fixe.

Tels sont les résultats de l'observation pure et de l'expérimentation en ce qui concerne les mouvements latéraux de la colonne. Ces résultats peuvent se formuler comme il suit :

Les mouvements latéraux de la colonne observés dans leur phénoménalité tout extérieure mais expérimentale, sans considération aucune des conditions articulaires ni des agents musculaires qui les produisent, offrent de sa base à son sommet :

1° Un mouvement d'inclinaison de totalité de la colonne sur le sacrum ;

2° Un mouvement de flexion de la colonne au niveau des onzième et douzième dorsales, ou d'inclinaison de la région dorsale sur la région lombaire ;

3° Un mouvement d'inclinaison de totalité de la région cervicale sur la région dorsale;

4° Un mouvement d'inclinaison de la tête sur l'extrémité de la colonne cervicale;

5° Finalement une flexibilité latérale décroissante au-dessus de chacun de ces trois points : sacro-lombaire, dorsal inférieur, cervical inférieur, et une rigidité décroissante au-dessous de chacun de ces mêmes points.

DEUXIÈME PARTIE.

DISPOSITIONS ARTICULAIRES.

Dans la première partie de ce mémoire (1) j'ai fait connaître, d'après l'observation et l'expérimentation sur le vivant, trois centres de mouvements de flexion et d'inclinaison latérales de l'épine, se reproduisant uniformément à la base de chaque région de la colonne : cervicale, dorsale et lombaire; j'ai indiqué les caractères physiologiques constants et précis qui ne permettent pas de les méconnaître. Une telle uniformité dans ces caractères devait tenir à des conditions articulaires et à une action musculaire spéciale.

Ayant examiné la colonne à ce double point de vue, j'ai, en effet, constaté la plus parfaite concordance entre les mouvements en question, les articulations et les muscles qui les desservent.

Ainsi, j'ai remarqué que les articulations de la dernière vertèbre cervicale avec la première dorsale, celle de la onzième dorsale avec la douzième et celle de la dernière lombaire avec le sacrum offrent des dispositions anatomiques spéciales qui n'avaient pas été notées jusqu'alors; dispositions dans lesquelles il est impossible de méconnaître le point de départ des mouvements spéciaux d'inclinaison et de flexion observés sur le vivant. En cherchant en outre à fixer les rapports des insertions et des actions musculaires avec les modifications articulaires dont il s'agit, j'ai constaté qu'aux trois points terminaux des régions cervicale, dorsale et lombaire correspond l'action

(1) *Bulletin de l'Académie*, 26 septembre 1876.

de certains muscles qu'on ne rencontre pas dans les autres régions de l'épine.

Mais avant d'entrer dans l'examen détaillé des articulations spécialement disposées pour produire ou favoriser les mouvements de flexion et d'inclinaison latérales de la colonne, je ne puis mieux caractériser ces articulations qu'en les comparant à celles qui, chez les ophidiens, sont les organes absolus des mêmes mouvements, plus développés et plus spécialisés.

Il suffit de jeter les yeux sur une colonne de serpent, dont tous ou presque tous les mouvements de reptation s'exécutent par une série de flexions et d'inclinaisons alternatives. Or, chez ces animaux, chaque vertèbre présente, à son union avec celle qui la précède et celle qui la suit, deux dispositions matérielles qui assurent leur parfaite mobilité latérale.

La première de ces dispositions consiste dans un mode de jonction particulier des corps vertébraux. Une excavation centrale existant à la face antérieure du corps de chaque vertèbre est destinée à recevoir une saillie hémisphérique située à la face postérieure du corps de la vertèbre précédente. De cette façon chaque corps vertébral offre, à sa partie antérieure, une cavité, et à sa partie postérieure, une saillie, destinées l'une et l'autre à continuer la série des emboîtements dont la colonne vertébrale des ophidiens a besoin pour exécuter ses mouvements alternatifs de flexion et d'extension.

La seconde disposition consiste dans l'existence de deux facettes articulaires situées de chaque côté de la vertèbre et sur le prolongement d'une sorte d'apophyse transverse. Ces surfaces articulaires sont exactement dans le plan transversal : les supérieures regardant directement en bas, les inférieures regardant directement en haut; les unes s'inclinant latéralement sur les autres pour exécuter la série des mouvements d'inclinaison dont chaque courbe alternative est constituée.

Il faut encore noter qu'à la limite de ces mouvements, chaque vertèbre présente, de chaque côté et à la base de son apophyse articulaire antérieure, une sorte d'encoche creusée dans cette base, qui empêche la surface de glissement de dépasser, au delà du nécessaire, la facette articulaire de celle qui la suit.

Eh bien, cette construction et cette disposition si absolument favorables aux mouvements de flexion et d'inclinaison latérales chez les ophidiens se retrouvent jusqu'à un certain point chez l'homme entre les vertèbres et dans les points de la colonne qui sont les centres des mouvements que j'ai signalés : c'est-à-dire entre la septième vertèbre cervicale et la première dorsale ; entre la onzième vertèbre dorsale et la douzième ; enfin, entre la dernière vertèbre lombaire et le sacrum ; avec cette différence toutefois, que, chez l'homme, les mouvements dont la colonne vertébrale est susceptible n'étant pas absolument limités aux mouvements de latéralité, il en résulte que les directions des surfaces articulaires, pour pouvoir s'adapter simultanément aux autres mouvements de cette tige, ne sont pas aussi tranchées chez l'homme que chez les serpents. Mais il suffit, pour justifier ces ressemblances, qu'elles le soient spécialement et d'une manière plus accentuée dans les vertèbres et dans les points que j'ai signalés comme centres des mouvements de flexion et d'inclinaison. Or c'est ce qui existe. Ainsi, la direction transversale des apophyses articulaires de chaque vertèbre est d'autant plus accusée qu'elle participe davantage aux mouvements qu'elle favorise. C'est en vertu de cette disposition décroissante de chaque région que les mouvements de la colonne entière participent aux mouvements de chacune de ses fractions, et que celles-ci perdent la forme anguleuse qui résulterait d'une disposition spéciale à laquelle les vertèbres voisines resteraient absolument étrangères. Mais, nous le répétons, ces formes et ces transitions décroissantes et adoucies, propres à chaque mouvement, n'excluent en aucune façon leurs centres plus accusés, lesquels se dégagent suffisamment des formes de leur entourage pour conserver le caractère que nous leur avons assigné.

Sous le bénéfice de l'avertissement et des réserves qui précèdent, nous allons aborder les dispositions articulaires spéciales correspondant aux mouvements spéciaux de chaque région.

Dispositions articulaires spéciales.

J'ai considéré les dispositions articulaires dans les différentes parties de la colonne qui concourent plus ou moins directement à l'exécution des mouvements latéraux : les apophyses articulaires, le corps de la vertèbre, ses fibro-cartilages et même ses ligaments, et j'ai répété cet examen successivement sur les vertèbres qui pouvaient être le centre des mouvements de flexion et d'inclinaison et sur celles qui sont superposées à ces points et ne participent qu'accessoirement à ces mouvements.

1° *Articulation de la septième cervicale avec la première dorsale.* — Cette articulation, comparée avec celles des vertèbres qui la précèdent et la suivent, offre des différences notables. La direction des facettes des apophyses articulaires est plus complétement perpendiculaire et transversale. Tandis que la seconde vertèbre dorsale offre un appui solide au rebord inférieur de la lame articulaire de la vertèbre précédente, en raison de sa surface presque horizontale au niveau de la rencontre de la lame de l'une avec l'apophyse transverse de l'autre, la même partie présente sur la première vertèbre dorsale une surface de glissement étendue, profondément marquée, presque verticale et transversale, et se termine en arrière et en dedans par une arête attestant un refoulement de la portion de lame qui fait suite à la facette articulaire. Cette disposition, très-sensible entre la septième cervicale et la première dorsale, se répète à un moindre degré entre la sixième et la septième, c'est-à-dire que la facette articulaire supérieure de la septième cervicale paraît encore empiéter un peu sur la lame qui en est le prolongement pour étendre le champ du glissement de l'apophyse articulaire inférieure de la sixième. Cette disposition, encore apercevable mais amoindrie, entre la cinquième et la sixième cervicale cesse complétement plus haut. Outre cette particularité si prononcée à la surface de l'apophyse articulaire supérieure de la première dorsale, particularité qui continue, avons-nous dit, mais en décroissant, entre les septième, sixième et cinquième cervicales, on remarque dans la saillie du bord de la lame articulaire inférieure de la septième cervicale une preuve de la pression et du refoulement habituels que cette lame éprouve par suite des mouvements d'inclinaison latérale fréquents et étendus auxquels elle préside. La circonférence de cette lame, au lieu d'être semi-circulaire comme dans les vertèbres précédentes, est déprimée obliquement et parallèlement au rebord que j'ai signalé plus haut à la base de l'apophyse articulaire de la première dorsale.

On remarqueencore que la rainure qui sépare l'apophyse

transverse de l'apophyse articulaire, et dans laquelle est reçue la lame articulaire supérieure de la vertèbre qui suit, on remarque, dis-je, que cette rainure est très-profonde aux sixième et septième cervicales, et que l'apophyse transverse de la première dorsale se trouve placée dans un plan plus postérieur que celui des vertèbres précédentes et favorise ainsi l'inclinaison de l'apophyse transverse de la septième cervicale qui ne peut la rencontrer (1).

2° *Articulation de la onzième dorsale avec la douzième.* — La disposition articulaire que nous venons de signaler et décrire entre la septième cervicale et la première dorsale se retrouve plus accentuée encore entre la onzième et la douzième dorsale. Les apophyses articulaires supérieures de cette dernière offrent deux facettes presque complétement perpendiculaires et transversales; chez certains sujets elles se trouvent même absolument transversales, comme chez les ophidiens. Mais cette articulation offre, en outre, une particularité qui ne se rencontre dans aucune articulation vertébrale, et qui, à elle seule, suffirait à la caractériser. Cette particularité consiste en deux appendices osseux sous forme de deux crochets apophysaires fournis par le sommet des deux apophyses transverses de la douzième dorsale. Dirigés en haut et en dedans, ces appendices forment, avec l'apophyse articulaire de la même vertèbre, une gouttière-rainure qui embrasse l'apophyse articulaire de la vertèbre précédente (onzième dorsale). En vertu de cette disposition, les deux facettes articulaires des onzième et douzième vertèbres dorsales, dirigées plus perpendiculairement et plus transversalement que toutes les autres, sont maintenues en parfait rapport et permettent les mouvements de flexion spéciale dont le centre correspond à cette portion de la colonne.

(1) Les dispositions articulaires spéciales que je viens d'indiquer comme appartenant exclusivement à la septième cervicale et comme raison anatomique et mécanique du centre de mouvement d'inclinaison cervico-dorsale peuvent se rencontrer mais très-exceptionnellement entre la sixième et la septième cervicale. Sur vingt-quatre colonnes que j'ai examinées dans ce but, une seule m'a offert ce déplacement, et il était assez accentué pour ne pas douter que sur le vivant le centre du mouvement d'inclinaison cervicale ne fût entre la sixième et la septième cervicale et non entre la septième cervicale et la première dorsale.

J'avais signalé, dès 1835, cette disposition anatomique dans mon mémoire sur les *déviations simulées*, communiqué à cette époque à l'Académie (1). Quoiqu'elle eût été vérifiée et reconnue par la commission nommée pour examiner mon mémoire, et en particulier par le professeur Cruveilhier, rapporteur de la commission, aucun ouvrage d'anatomie descriptive publié depuis cette époque ne l'a mentionnée. Elle a été le point de départ de mes études sur les articulations de la colonne vertébrale et de la constatation de toutes les dispositions qui président à l'ensemble de ses mouvements latéraux comme à chacun d'eux.

Au-dessus et au-dessous de cette articulation spéciale, le contraste qui existe entre la forme et la direction des facettes articulaires des vertèbres dorsales qui la précèdent et des vertèbres lombaires qui la suivent suffirait pour caractériser la spécialité de cette articulation et du mouvement qu'elle dessert; mais les éléments de ce contraste sont trop significatifs pour ne pas être indiqués dans leurs détails.

A partir de la onzième vertèbre dorsale inclusivement jusqu'à la première, toutes les apophyses transverses se dirigent obliquement en haut et en avant, et les apophyses articulaires supérieures regardent d'autant plus graduellement en haut et en dedans qu'on s'élève vers la première.

A partir de la douzième dorsale inclusivement, les surfaces articulaires qui suivent (des vertèbres lombaires) sont dirigées presque perpendiculairement au plan transversal, du moins dans leur partie la plus postérieure; dans leur moitié anté-

(1) Voici dans quels termes s'exprime M. le professeur Cruveilhier, rapporteur de la commission chargée d'examiner mon mémoire:

« Votre commission a reconnu l'existence de cette double disposition, » savoir : la direction plus complétement perpendiculaire et transversale des » facettes articulaires, et la présence d'une rainure profonde au-devant du » tubercule apophysaire de la douzième vertèbre dorsale, lequel fait suite aux » tubercules apophysaires des vertèbres lombaires, et remplace, quant à la » douzième vertèbre dorsale, l'apophyse transverse : ce sont deux faits anato- » miques certains, positifs, et qui n'avaient pas été signalés. » (Rapport fait à l'Académie de médecine au nom d'une commission composée de MM. Amussat, Breschet, Double, Paul Dubois, Orfila, Velpeau et Cruveilhier rapporteur, le 7 juin 1836.)

rieure elles commencent à offrir une disposition un peu concave pour aider au mouvement de rotation de la colonne dans cette région. Cette double disposition se continue en décroissant de la première lombaire à la dernière, où elle cesse presque tout à fait pour affecter la direction transversale. Cette dégradation, par rapport à la direction des surfaces articulaires, est la répétition de ce qui se remarque aux régions cervicale et dorsale ; comme dans ces régions, elle sert à adoucir la transition des mouvements dont ces trois régions, à leur base, sont le centre.

3° *Articulation de la cinquième lombaire avec le sacrum.* — Comme à la région cervicale, comme à la région dorsale, la région lombaire et la colonne dans sa totalité avaient besoin, pour assurer le mouvement d'inclinaison du tronc sur le bassin, d'une base fixe et résistante d'abord, puis de facettes articulaires situées dans le plan de ce mouvement.

La base fixe lui est fournie par la première vertèbre sacrée, laquelle présente deux apophyses articulaires supérieures presque complétement transversales. Les apophyses articulaires inférieures de la cinquième vertèbre lombaire, qui leur correspondent, affectent, comme elles, une direction presque transversale. Par un contraste analogue à celui que présente, mais en sens inverse, la douzième vertèbre dorsale, les facettes des apophyses articulaires supérieures de la cinquième lombaire sont dirigées dans un sens presque opposé au mouvement de flexion ; par leur moitié antérieure, leur surface est courbe ; mais par leur moitié postérieure, cette surface continue la disposition des vertèbres lombaires précédentes, c'est-à-dire qu'elle est presque perpendiculaire au plan transversal. La continuité de ces deux demi-surfaces réalise ainsi une surface concave à peu près demi-circulaire telle qu'il la fallait pour servir simultanément à empêcher l'inclinaison et aider à la rotation. A la douzième vertèbre dorsale c'est le contraire, avons-nous dit ; ce sont les surfaces articulaires supérieures qui président à l'inclinaison et les inférieures à la rotation (1).

(1) Nous avons dit, d'une manière générale, que les dispositions anatomiques spéciales que nous venons de signaler, comme conditions des mouvements de latéralité de la colonne, n'avaient pas été signalées avant nous. Pour légi-

Telles sont les dispositions articulaires spéciales qui président aux mouvements de flexion et d'inclinaison de la co-

timer cette assertion et prévenir toute contradiction, nous croyons devoir rappeler que, dès 1837, le rapport de l'Académie des sciences sur le concours du grand prix de chirurgie les signalait comme faits anatomiques nouveaux, du moins en ce qui concerne l'articulation de la onzième et la douzième dorsale et l'articulation de la cinquième lombaire avec la première sacrée, c'est-à-dire de la colonne avec le bassin. Voici dans quels termes le rapport de la commission s'exprime :

« Parmi les fait anatomiques appartenant à l'histoire des difformités parti-
» culières, la commission a plus spécialement remarqué :

» 1° La détermination des *dispositions articulaires spéciales* entre les
» onzième et douzième vertèbres dorsales, entre la dernière vertèbre lombaire
» et le sacrum, articulations présidant au centre des mouvements de *flexion*
» *latérale* de la colonne et d'inclinaison de la colonne sur le bassin. Ces deux
» faits d'anatomie et de physiologie sont d'autant plus importants, qu'ils de-
» viennent la source de deux caractères primitifs des déviations latérales, sui-
» vant la nature des causes qui les mettent en jeu. » (Rapport de la commission composée de MM. Dulong, Savart, Magendie, Serres, Larrey, Roux, Double, rapporteur; séance publique du 24 août 1837.)

Depuis cette double consécration donnée par l'Académie de médecine d'abord, et par l'Académie des sciences ensuite, la plupart des traités d'anatomie de l'époque ont continué à garder le silence sur les faits anatomiques et physiologiques dont il s'agit, et à reproduire les descriptions traditionnelles des articulations que nous avons spécialisées ainsi que des mouvements qui s'y rapportent.

A propos de ce silence des anatomistes du temps à l'endroit de ces dispositions articulaires, il nous est arrivé d'être un jour interpellé par un membre de l'Institut (pourquoi ne le nommerions-nous pas, l'honorable M. Bertrand) sur la raison de ce silence, peu propre en apparence à faire admettre l'importance si ce n'est la réalité de ces découvertes. Nous ne crûmes mieux faire, pour donner satisfaction à notre éminent questionneur, que de nous adresser par lettre à M. Jarjavay, alors professeur d'anatomie à l'École de médecine. Notre confrère nous répondit qu'il n'avait mentionné jusque-là nos observations ni dans ses livres, ni dans son enseignement, que parce qu'elles n'étaient pas indiquées dans le *Traité d'anatomie* de Cruveilhier. Or on a vu que si l'ouvrage qui porte le nom de ce professeur se tait à notre endroit, les rapports faits par lui à l'Académie de médecine, et dont nous venons de reproduire le texte, sont aussi explicites que possible, au moins en ce qui concerne l'articulation de la onzième dorsale avec la douzième. Mais le silence du traité d'anatomie du même maître avait une autre et bonne raison, qui explique tout à la fois la contra-

lonne vertébrale. A côté, et en outre de ces dispositions nouvelles, il en est d'autres bien connues, mais de moindre

diction de l'auteur avec les déclarations de l'académicien, et le silence de son successeur à la faculté ; c'est que c'était M. Cruveilhier lui-même qui avait rédigé le rapport de l'Académie de médecine, et qu'il n'avait fait que mettre son nom en tête du volume auquel M. Jarjavay avait prêté sa plume.

Un dernier mot sur les apophyses articulaires lombo-sacrées. Nous avons dit que la disposition transversale de ces facettes comme favorables au mouvement d'inclinaison de la colonne sur le bassin n'avait pas été envisagée comme telle pas plus que celles de l'articulation de la onzième dorsale avec la douzième; voici la preuve de cette assertion.

Texte de M. Cruveilhier.

« A *la région lombaire* les apophyses articulaires sont des lames très-fortes » à direction courbe, à facettes concaves pour les articulations supérieures, à » facettes convexes pour les articulations inférieures. Dans les articulations » supérieures la facette regarde en dedans et en arrière ; dans les articulations » inférieures, elle regarde en dehors et en avant. »

A l'occasion de la cinquième vertèbre lombaire, les auteurs (car il s'agit de l'édition de 1862 publiée par les docteurs Sée et Cruveilhier fils), après avoir reproduit la description générale de l'édition originale du maître, ajoutent à propos de la cinquième lombaire : « Les apophyses articulaires inférieures » beaucoup plus distantes l'une de l'autre que celles des autres vertèbres ne » sont plus convexes, mais bien planes et regardent directement en devant » (page 58).

Mais par une contradiction qui prouve surabondamment le défaut de notion réfléchie de la particularité qu'ils viennent d'indiquer, les mêmes auteurs, à propos des apophyses articulaires de la première vertèbre sacrée qui correspondent aux apophyses articulaires inférieures de la cinquième lombaire, écrivent ce qui suit :

« Derrière les échancrures (du sacrum) se voient les apophyses articulaires » ayant la *même configuration* que les apophyses articulaires *supérieures* de » la cinquième vertèbre lombaire, et s'articulant avec les apophyses articu- » laires inférieures de la même vertèbre » (page 60).

Mais pour qu'il ne reste aucun doute sur l'état des connaissances actuelles de l'anatomie à l'endroit de cette disposition méconnue par tous les auteurs, je ne puis citer une autorité plus compétente et plus décisive que l'ouvrage de M. Sappey. Voici comment s'exprime notre savant collègue : « Les apophyses » articulaires inférieures (de la cinquième lombaire) rapprochées l'une de » l'autre dans les autres vertèbres lombaires, s'écartent au contraire dans » celle-ci au lieu de se trouver en dedans des supérieures; elles sont situées

importance, qui les complètent. Tels sont la forme et le volume des corps vertébraux des cartilages inter-vertébraux dont les surfaces de jonction offrent une sorte d'emboîtement par la saillie centrale des inférieures et la dépression correspondante des supérieures (1); tels sont les côtes et le sternum dont la présence à la région dorsale constitue un obstacle à toute inclinaison ou flexion de cette région.

Il suffit de dire qu'une fois déterminées, les conditions principales de ces mouvements impliquent la nécessité des conditions secondaires; les unes et les autres se combinant et s'harmonisant pour assurer la meilleure exécution possible des mouvements de latéralité de la colonne. C'est ce qui ressortira davantage encore de l'examen du système musculaire dans ses rapports avec le même ordre de mouvements.

Telles sont les dispositions articulaires spéciales qui président aux mouvements de flexion et d'inclinaison latérales de la colonne vertébrale. Ces dispositions entièrement méconnues jusqu'alors, du moins dans leur affectation aux mouvements qu'elles desservent, présentent certains caractères communs qui se reflètent sur chacune d'elles et qui ajoutent encore à la signification spéciale et exceptionnelle que nous leur avons reconnue.

Mais avant d'indiquer ces caractères généraux il nous a paru

» dans la même ligne : quelquefois même elles la débordent en dehors » (page 291). » Plus loin, à propos des facettes articulaires de la première vertèbre sacrée. « En dedans des apophyses transverses, on remarque les » apophyses articulaires supérieures de cette vertèbre, *configurées comme* » *celles des vertèbres lombaires.* » (Sappey, *Traité d'anatomie descriptive*, troisième édition, 1876, t. II, page 295.)

On remarquera que nous sommes en 1876, c'est-à-dire quarante ans après les rapports de M. Cruveilhier et de la commission de l'Académie des sciences.

(1) Cette disposition qui se rapproche de celle qui s'observe entre les vertèbres des ophidiens a été méconnue par la plupart des anatomistes; ils signalent la mollesse relative de la partie centrale du fibro-cartilage, mais ne considèrent pas que la saillie de cette partie implique une dépression centrale pour la recevoir. Il est même à remarquer que cette saillie ou gonflement est plus développée sur le sujet vivant que sur le cadavre, à cause du liquide contenu dans les alvéoles dont elle se compose.

intéressant de rechercher si, dans le seul mouvement reconnu traditionnellement de l'inclinaison latérale de la tête sur la colonne, la nature avait, d'une part, réalisé des conditions plus ou moins analogues à celles que nous avons indiquées aux trois autres centres d'inclinaison, et si, d'autre part, la science avait suffisamment remarqué et fait ressortir les appropriations ou corrélations des surfaces articulaires et de leurs moteurs avec les mouvements qu'on leur attribue.

On professe généralement, en effet, depuis Bichat, que l'articulation occipito-altoïdienne est le siége de trois mouvements. Notre savant collègue, M. Sappey, dont le *Traité d'anatomie* est un modèle d'exactitude et de précision, s'exprime comme il suit : « La tête se fléchit et s'étend sur l'atlas; elle » peut aussi s'incliner à droite et à gauche, et décrire un petit » mouvement de circumduction.» Et plus loin : « L'inclinaison » latérale est extrêmement limitée; lorsque la tête s'incline à » droite ou à gauche, le mouvement se passe presque entière- » ment dans les vertèbres cervicales. Il en est de même de la » circumduction, plus limitée encore, mais qu'on peut cepen- » dant constater (1). »

L'inclinaison latérale de la tête sur la colonne présente donc à examiner :

1° Les conditions articulaires de ce mouvement, son siége, son étendue et la part respective qu'ont à ce mouvement l'articulation même de l'occipital avec l'atlas et les vertèbres cervicales placées au-dessous ;

2° Les agents musculaires de l'inclinaison occipito-atloïdienne;

3° Les rapports de l'inclinaison occipito-atloïdienne avec les trois autres centres d'inclinaison latérale.

Les dispositions articulaires de l'articulation occipito-atloïdienne sont des plus compliquées. Destinées à servir trois ordres de mouvements différents, elles doivent, pour s'y adapter, en être l'instrument mécanique précis. Or, cette nécessité n'a pas suffisamment arrêté les anatomistes. Préoccupés surtout des conditions nécessaires au mouvement de flexion, ils ont négligé de faire concorder les deux autres mouvements : inclinaison

(1) Sappey, *Traité d'anatomie descriptive*, t. I, p. 565 et 566.

et circumduction, avec les surfaces articulaires qu'elles exigent. Les dessins que l'on trouve intercalés dans les plus nouveaux ouvrages, dans celui de M. Sappey lui-même, sont conçus et exécutés en vue surtout du mouvement de flexion et d'extension. Ainsi les deux dessins intercalés dans le texte de son anatomie représentant les surfaces des cavités articulaires de l'atlas, sont disposés de façon à ne permettre aucun mouvement d'inclinaison latérale. Cette contradiction, dont nous allons indiquer le point de départ et les conséquences, montre jusqu'à quel point l'esprit le plus sagace et le plus sévère peut méconnaître les dispositions matérielles les plus apparentes lorsque ces dispositions sont observées pour elles-mêmes et détachées des conditions étiologiques auxquelles elles ont à satisfaire.

Mais reprenons les choses dès le commencement.

Les auteurs qui ont essayé de donner la description des surfaces articulaires occipito-atloïdiennes se sont plutôt attachés à leurs apparences qu'à leurs dispositions réelles. La notion de celles-ci ne peut résulter que de la connaissance précise de leurs affectations étiologiques ou physiologiques. Or aucun anatomiste, que je sache, n'est entré dans cette voie. Notre collègue, que j'aime toujours à citer parce que je regarde son ouvrage comme le dernier mot de la science actuelle, se borne à quelques indications graphiques entièrement détachées de la considération des trois mouvements auxquels doivent servir ces surfaces. Pour échapper à tout reproche d'inexactitude, rappelons immédiatement que M. Sappey a, dans un rapprochement lumineux, signalé les ressemblances et les différences que présentent les surfaces articulaires occipito-atloïdiennes chez l'homme et les oiseaux, ainsi que chez les animaux intermédiaires. Mais ce rapprochement fait au seul point de vue du caractère général de l'*unicité* et du *dédoublement* de l'articulation dans ses rapports avec le mouvement de rotation de la tête, a très-bien fait ressortir — des différences si tranchées qu'elles présentent chez tous les mammifères comme chez l'homme — l'existence d'un type unique de conformation. Mais par une contradiction difficile à concilier avec l'extrême sagacité de l'auteur, cette révélation d'un type unique consistant dans une sorte de réduction de toutes les différences à une articulation énarthrodiale (tête reçue dans une cavité) l'a conduit à considérer comme une séparation, si ce n'est une opposition physiologique, le dédoublement progressif des deux articulations occipito-atloïdiennes, jusqu'à leur séparation complète. En d'autres termes, pour M. Sappey, ainsi qu'il l'écrit, ce dédoublement complet chez l'homme a eu pour résultat « le déplacement du mouvement de rotation » et pour avantage, en transportant les mouvements de rotation de la première sur la seconde vertèbre « de concilier la solidité avec la mobilité » (1).

Mais revenons à la considération générale de l'articulation occipito-atloïdienne, dans ses rapports avec les trois mouvements admis par la généralité des auteurs et spécialement avec le mouvement d'inclinaison latérale.

Les conditions matérielles et mécaniques les plus développées de ces trois mouvements se rencontrent chez les oiseaux. Chez eux l'articulation occipito-atloïdienne unique et médiane offre tous les caractères d'une véritable énarthrose apte à tous les mouvements. Voilà le point de départ ou plutôt le point d'arrivée de la perfection. C'est ce que notre collègue a parfaitement mis en lumière en descendant et en remontant l'échelle des vertébrés, dont les deux extrêmes sont l'oiseau et l'homme (2).

Mais pour s'éclairer utilement de cette comparaison, il fallait se garder de prendre les différences observées chez l'oiseau par rapport à l'homme, comme des raisons de nier chez celui-ci l'existence du mouvement très-développé chez celui-là. Ces sortes d'oppositions, qui n'expriment le plus ordinairement que des différences de degré dans l'accomplissement d'une fonction, parallèlement aux différences de développement de l'organe, sont précisément des indices propres à éclairer les obscurités d'un type incomplétement réalisé et d'en compléter les insuffisances et les lacunes. C'est ce que nous espérons faire voir par rapport aux dispositions matérielles des surfaces occipito-atloïdiennes communes chez l'homme et chez les oiseaux.

Comme instrument d'une fonction extrêmement développée,

(1) Sappey, *loc. cit.*, t. I, p. 562 à 563.
(2) Sappey, *loc. cit.*, t. I, p. 562.

l'articulation occipito-atloïdienne chez les oiseaux consiste donc dans une seule saillie hémisphérique de l'occipital reçue dans une cavité correspondante de l'atlas. A la faveur de cette énarthrose, avons-nous dit, tous les mouvements de la tête sur la colonne sont possibles, et parmi eux, l'inclinaison latérale.

En poursuivant dans les différentes classes d'animaux l'examen des mêmes surfaces articulaires, M Sappey a constaté et fait remarquer judicieusement que ces surfaces, avant d'arriver à la dualité et à la séparation complète observée chez l'homme, offrent une série d'ébauches dans lesquelles cette séparation n'est marquée que par une échancrure médiane ou par un simple sillon, lesquels s'agrandissent à mesure qu'on monte des degrés inférieurs de l'animalité aux degrés supérieurs (1).

Sans chercher avec notre savant collègue jusqu'où ces différences peuvent être motivées par des différences de volume et de poids de la tête, et réaliser chez l'homme les avantages d'un transport du mouvement de rotation de la première sur la seconde vertèbre, ce qu'il ne s'agit pas d'examiner ici, nous avons à voir si le type unique, mais varié, de l'articulation occipito-atloïdienne conserve dans toutes ses variations, une disposition commune, une forme anatomique typique propre au mouvement d'inclinaison latérale, et nous avons à dire en quoi consiste cette forme et quelle est sa condition mécanique fondamentale.

Pour résoudre cette double question, il suffit de rappeler d'abord que tout mouvement de latéralité implique deux surfaces planes ou régulièrement circulaires dans le sens de ce mouvement de façon à ce que les arcs décrits soient, dans toute leur étendue, du même rayon. L'hémisphère reçu dans une cavité hémisphérique du même rayon réalise cette condition dans tous les sens, et l'oiseau, comme on l'a vu, en possède le type le plus complet. Mais à la place de la forme complétement hémisphérique, il suffit que les surfaces de glissement occipito-atloïdiennes présentent dans certaines situations déterminées l'aptitude à produire un arc de cercle du même rayon. N'est-ce pas ce qui existe chez l'homme et autres animaux, chez lesquels la dualité condylienne de l'occipital se présente à des degrés

(1) Sappey, *Traité d'anatomie descriptive*, t. I, p. 360 et 361, 3e édition, 1877.

différents, et nonobstant cette dualité, la disposition hémisphérique est maintenue. C'est ce dont il est possible et même facile de s'assurer. Il suffit pour cela d'examiner si les surfaces de glissement des condyles occipitaux d'une part, et les cavités atloïdiennes de l'autre, se trouvent dans un ou plusieurs points de leur étendue inclinées circulairement de haut en bas suivant un même rayon de courbure; en d'autres termes, si elles font partie, malgré la solution de continuité résultant de leur séparation, d'une même surface circulaire. Or c'est ce qui est en réalité, et voilà comment, guidé par l'usage de ces surfaces, usage induit de ce qu'il est chez les oiseaux et confirmé par l'observation directe, on arrive à spécifier, à caractériser, à décrire dans leurs moindres particularités leurs formes anatomiques. Un court examen des surfaces occipito-atloïdiennes chez l'homme ne laissera aucun doute à cet égard.

Les deux facettes articulaires de l'atlas, envisagées dans leur ensemble avec les arcs antérieur et postérieur de la vertèbre, se présentent sous la forme d'un entonnoir dont les parois sont formées par leurs surfaces irrégulièrement elliptiques. Ces surfaces, résultant chacune de la jonction de deux cavités partielles et séparées, sont inclinées l'une vers l'autre, suivant leurs grands axes et suivant trois directions différentes : d'avant en arrière, de haut en bas, et de dehors en dedans. Il résulte de ces trois inclinaisons simultanées une double surface horizontalement et verticalement circulaire, dont les segments sont interrompus par les arcs antérieur et postérieur de la vertèbre, mais dont les solutions de continuité n'empêchent pas de voir et de s'assurer qu'elles tendent à la forme hémisphérique et qu'elles appartiennent à un même cercle. Chez les jeunes sujets la division de chacune de ces surfaces latérales est accusée par leur séparation presque complète, ou par leur soudure linéaire; elle l'est encore chez l'adulte par une sorte d'étranglement qui rappelle leur séparation primitive et favorise leur inclinaison respective.

A ces dispositions de l'ensemble il convient d'ajouter que ces surfaces ne sont limitées ni en dedans, ni en dehors, par aucun rebord, tel qu'on le trouve indiqué sur presque toutes, si ce n'est sur toutes les figures représentant ces surfaces, qui y ont la forme de cavités.

Les mêmes dispositions se retrouvent, avec quelques particularités en plus, dans les surfaces condyliennes de l'occipital. Dans leur ensemble elles offrent la forme et les directions des surfaces atloïdiennes auxquelles elles s'appliquent; elles sont courbées et inclinées comme elles. En témoignage d'un glissement qui dépasse dans tous les sens l'étendue qu'on croirait limitée ou même empêchée, d'après la forme et la direction ordinairement attribuées à ces surfaces, les condyles occipitaux sont même plus longs que les surfaces atloïdiennes; nous dirons tout à l'heure pourquoi.

Contrairement aux dispositions que nous venons d'indiquer, les descriptions données par les anatomistes des condyles occipitaux le sont donc en vue surtout du mouvement de flexion et d'extension de la tête sur la colonne, mouvement considéré comme le seul possible par cette articulation. Par la raison qu'on a écrit traditionnellement que l'articulation occipito-atloïdienne est presque complétement, si ce n'est complétement, dépourvue du mouvement d'inclinaison latérale de la tête sur la colonne, on ne s'est pas occupé de savoir si les surfaces condyliennes et atloïdiennes correspondantes font ou ne font pas partie d'une surface destinée à favoriser ce mouvement. Ainsi M. Sappey, qu'il faut toujours citer quand il s'agit de préciser l'état de la science sur un point quelconque d'anatomie, ne cherche pas à savoir si les deux facettes articulaires font partie d'une même courbe, et si cette courbe est du même rayon de courbure; il insiste au contraire, on se le rappelle, sur l'opposition qui résulte de leur disjonction et séparation qui en sont, suivant lui, la négation. Or, pour nous, cette séparation ne fait, comme nous le répétons, qu'agrandir le rayon de la courbe ou des courbes suivant lesquelles ces surfaces sont disposées, ou auxquelles elles appartiennent.

Jusqu'ici nous n'avons fait que restituer aux surfaces articulaires occipito-atloïdiennes les dispositions matérielles rendues indispensables aux mouvements que la tradition leur attribue, et en particulier au mouvement d'inclinaison latérale qui nous occupe spécialement aujourd'hui. Mais, pour que ces dispositions soient aussi nécessaires et aussi réelles que nous le supposons, il faut que l'expérience prouve d'abord l'existence du mouvement auquel elles doivent servir. Or, sur le vivant, la vérification n'est pas facile, si même elle est possible. J'ai donc eu recours à l'expérience sur le cadavre.

Sur une première préparation que je dois à l'obligeance d'un anatomiste expert, M. Fort, j'avais fait faire, par moitié, la section verticale de l'articulation occipito-atloïdienne, de manière à avoir le profil des surfaces articulaires. En voulant faire exécuter à la moitié postérieure de l'articulation des mouvements d'inclinaison, je constatai d'abord l'absence et l'impossibilité presque complète de ces mouvements. Cette impossibilité résultait précisément d'une disposition et de rapports entre elles des surfaces articulaires qui s'opposaient à leur glissement circulaire. La ligne de jonction de ces surfaces, au lieu de représenter une courbe régulière, dessinait une courbe différente pour chaque articulation : de telle sorte que, dans les essais d'inclinaison, les facettes articulaires d'un côté s'appliquaient l'une contre l'autre, tandis que celles de l'autre côté s'écartaient à peine, sans effectuer le moindre glissement; les surfaces n'étaient donc pas — dans la situation où elles avaient été divisées — disposées suivant une même courbe. J'allais conclure à l'absence du mouvement d'inclinaison occipito-atloïdienne et à la non-existence des directions articulaires induites de cette inclinaison supposée. Mais une seconde pièce entière me mit à même d'obtenir un certain degré de ce mouvement, et de saisir tout à la fois la condition où il est impossible et celle où on peut l'obtenir. Il est impossible, et complétement impossible, lorsqu'on le provoque pendant que l'articulation est dans l'attitude du repos, sans extension aucune; il est possible, au contraire, lorsqu'on le provoque dans l'attitude d'une légère extension. Qu'arrive-t-il dans ces deux conditions, et quelle est la raison d'un résultat aussi opposé? Il n'y a probablement qu'un léger changement de rapport entre l'extrémité postérieure des condyles occipitaux et les surfaces correspondantes de l'atlas. A la faveur de ce léger déplacement des condyles leur partie la plus sphérique vient correspondre à l'intervalle existant entre les deux moitiés dont se compose chaque paroi articulaire de l'atlas. En ce point les deux moitiés de cette paroi sont légèrement inclinées l'une vers l'autre, de façon à présenter, à leur rencontre, le sommet de l'arc de courbure qu'elles présentent. C'est à ce sommet que vient correspondre le sommet de la courbe du condyle occipital, et c'est de leur adaptation en ce point que résulte la disposition circulaire nécessaire au mouvement d'inclinaison qu'exécutent les glissements réciproques des deux surfaces. Il fallait donc, pour que les mêmes surfaces pussent servir à deux mouvements, en quelque façon contraires, comme la flexion et l'extension antérieures et l'inclinaison latérale, la double disposition des plans articulaires atloïdiens que nous venons de signaler, et leur rencontre avec la portion sphérique des condyles occipitaux. On verra plus tard la confirmation de ce fait par la direction et la situation des muscles qui président à ce mouvement.

Sans avoir besoin d'insister davantage sur les conditions spéciales et délicates de l'articulation occipito-atloïdienne dans ses rapports avec l'inclinaison latérale de la tête, il est permis d'en faire ressortir les analogies avec les autres articulations de l'épine indiquées par nous comme présidant aux trois autres centres d'inclinaison, et de signaler, pour toutes, les dispositions générales qui caractérisent leur communauté d'action.

1° L'articulation occipito-atloïdienne, comme les articulations de la septième cervicale avec la première dorsale, comme l'articulation de la onzième dorsale avec la douzième, comme l'articulation de la cinquième lombaire avec le sacrum, repose sur un point fixe de la colonne qui lui sert de base, c'est-à-dire sur une vertèbre dont la jonction avec la vertèbre suivante est absolument dépourvue de tout mouvement de latéralité : tels sont l'atlas sur l'axis ; la première dorsale sur la seconde ; la douzième dorsale sur la première lombaire, et la cinquième lombaire sur le sacrum.

2° Au-dessus de chaque articulation spécialement mobile, les conditions anatomiques de cette mobilité se continuent d'une manière décroissante dans les vertèbres superposées, jusqu'à la dernière où elle disparaît tout à fait. C'est ainsi qu'à partir de la septième cervicale, les facettes articulaires latérales de chaque vertèbre perdent graduellement la direction transversale jusqu'à l'articulation atloïdo-axoïdienne ; de même pour les vertèbres superposées à la onzième dorsale jusqu'à la première ; de même, enfin, pour les lombaires superposées à la cinquième jusqu'à la douzième dorsale.

3° Au-dessous de chaque articulation spéciale, des dispositions inverses s'observent, c'est-à-dire que les surfaces articulaires perdent graduellement les conditions qui assurent la fixité de la base sur laquelle l'inclinaison s'effectue. Cet antagonisme décroissant se remarque même pour l'articulation atloïdo-axoïdienne, siége spécial du mouvement de rotation de la tête; les vertèbres cervicales placées au-dessous de cette articulation sont successivement encastrées entre deux rebords saillants que leurs corps offrent de chaque côté, de telle façon que tout mouvement de rotation de ces vertèbres l'une sur l'autre est impossible. Mais cette opposition s'efface graduellement, se discontinue en descendant, jusqu'à la disparition complète, à l'union de la septième cervicale avec la première dorsale.

4° Enfin, les dispositions accessoires et complémentaires des centres d'inclinaison latérale de la colonne fournies par la forme et le volume relatifs des corps vertébraux, des fibro-cartilages et des ligaments, complètent en se spécialisant comme les centres, la signification que nous leur avons attribuée.

Il ne me reste plus, pour achever cette démonstration des mouvements spéciaux qui font l'objet de ce travail, qu'à mettre les agents musculaires qui les produisent en présence des articulations qui les desservent. C'est l'objet de la troisième partie de ce mémoire.

TROISIÈME PARTIE.

AGENTS MUSCULAIRES.

Pour bien discerner et comprendre l'action des muscles de l'épine qui président aux différents mouvements de latéralité dont j'ai précédemment fait connaître les centres articulaires, il convient de s'orienter d'abord au milieu des nécessités si nombreuses et si variées auxquelles ce système doit satisfaire. Sans cet inventaire préalable on courrait risque d'appliquer à telle action l'agent ou les agents qui appartiennent à telle autre.

Il faut se souvenir d'abord de ce principe que j'ai développé naguère à l'occasion de la discussion sur la myopie, à savoir : que chaque mouvement volontaire provoque, en dehors du ou des muscles qui en sont les agents directs, l'action coordinatrice des muscles qui concourent harmoniquement à l'accommodation des parties au but à atteindre. Car il y a, comme je l'ai dit, pour chaque mouvement fonctionnel, cette accommodation dont on avait méconnu le caractère général en le limitant au fait de l'accommodation de l'œil; sans considérer que le système musculaire de l'œil avait été dépossédé lui-même de cette intervention.

L'action musculaire qu'il s'agit de circonscrire à chaque mouvement d'inclinaison latérale de l'épine se complique en second lieu de la contraction des muscles affectés à l'équilibre du tronc. Il faut bien le remarquer, en effet, cet équilibre instable de la colonne varie avec chaque attitude; car qui dit mouvement de l'épine, dit changement d'attitude; et, avec ce changement, trouble et changement des conditions de l'équilibre.

Nous ne mentionnons que pour mémoire un troisième ordre de mouvements inséparable des deux autres, à savoir les mouvements inspirateurs et expirateurs.

Ce seul énoncé prouve combien sont complexes les problèmes afférant à la mobilité de la colonne vertébrale, et combien il importe d'être sur ses gardes pour éviter la confusion et les méprises presque inséparables de cette étude. C'est pour échapper à ce danger que nous avons cherché à déterminer d'avance les caractères à l'aide desquels il sera possible d'affirmer, avec la plus grande somme de probabilités possibles, l'action directe ou auxiliaire des muscles affectés à chaque mouvement de flexion ou d'inclinaison latérales.

Ces caractères sont au nombre de trois :

1° Les agents directs de chacun des mouvements d'inclinaison latérale ont leurs insertions sur la colonne même au-dessus et au-dessous de l'articulation qui est le centre de ce mouvement, et de façon à ce que cette articulation, libre entre ces deux points, serve de base ou de point d'appui à la portion mobilisée.

2° La contraction ou l'effort de l'agent ou des agents directs de l'inclinaison s'exerce dans le plan des surfaces articulaires, c'est-à-dire dans le plan transversal.

3° Les agents auxiliaires de l'inclinaison sont ceux dont la contraction simultanée se résout dans une résultante dont l'action se confond avec celle du moteur direct.

Sous l'inspiration des réserves, et à l'aide des caractères que nous venons d'indiquer, abordons l'étude des agents musculaires directs et auxiliaires affectés aux quatre centres d'inclinaison latérale de l'épine.

1° *Agents de l'inclinaison occipito-atloïdienne.* — Nous avons indiqué dans la seconde partie de ce mémoire une condition particulière et indispensable à ce mouvement, à savoir la nécessité d'un certain degré d'extension de la tête comme propre à favoriser l'inclinaison latérale des condyles de l'occipital sur les surfaces articulaires de l'atlas.

Cette condition préalable est merveilleusement servie par les *petit droit* et *petit oblique postérieurs* de la tête (1). Au *petit droit latéral*, que plusieurs anatomistes considèrent avec raison comme le premier inter-transversaire du cou (2), est dévolue, dans cette condition, l'action directe de l'inclinaison latérale. Puis, comme action auxiliaire ou complémentaire, la résultante de l'action simultanée des *petit droit* et *petit oblique postérieurs*

(1) Voulant éviter toute contradiction qui reposerait sur des dispositions matérielles des muscles dont j'ai invoqué l'action dans ce mémoire, j'ai emprunté à mon savant collègue M. Sappey toutes les indications relatives aux insertions et aux directions de chaque muscle, déclarant que j'ai vérifié sur le cadavre les descriptions données par cet anatomiste, à l'exactitude et à la précision duquel je suis heureux de rendre hommage.

« *Le petit droit postérieur* s'attache inférieurement aux tubercules de l'arc postérieur de l'atlas par un très-petit pinceau de fibres aponévrotiques. Il se porte presque verticalement en haut en s'épanouissant à la façon d'un éventail, et se fixe à l'occipital, au-dessous de la ligne courbe inférieure droite et à gauche de la crête qu'on remarque sur la face externe de cet os.

» *Le petit oblique de la tête* s'attache en bas, à la partie supérieure du sommet de l'apophyse transverse de l'atlas au-devant du grand oblique. De celle-ci il se porte en haut, en arrière et un peu en dedans, en s'élargissant, et va se fixer à la partie externe de la ligne courbe inférieure de l'occipital, sur une crête tantôt peu accusée, tantôt plus ou moins saillante qui en fait partie. » (Sappey, *Anat. descrip.*, t. II, p. 202, 203, 204.)

(2) « *Le petit droit latéral* s'insère en bas à la partie antérieure et supérieure de l'apophyse transverse de l'atlas; en haut à la partie inférieure de l'apophyse jugulaire de l'occipital. De même que les autres inter-transversaires il est presque entièrement charnu. » (Sappey, *loc. cit.*, p. 175.)

et du *petit droit antérieur* (1); résultante absolument située dans le plan d'action du petit droit latéral.

Il est presque superflu de faire remarquer que l'action spéciale et collective de ces quatre petits muscles se résout dans ces trois conditions, à savoir :

1° Que leurs insertions sont rigoureusement circonscrites entre l'occipital et l'atlas ; 2° que leur action s'exerce directement dans le plan transversal ; 3° que cette action consiste dans un certain degré d'inclinaison limitée par la limite du glissement des condyles occipitaux sur les surfaces articulaires de l'atlas, et réglée par le rayon de courbure de la cavité atloïdienne.

En dehors de cette sphère d'action, il peut exister et il existe en réalité une catégorie de muscles dont l'action collective et harmonique peut, dans certaines circonstances déterminées, s'ajouter à l'action directe et spéciale des muscles occipito-atloïdiens. Ce sont tous les muscles qui s'insèrent également aux parties latérales de l'occipital, mais qui se rendent à des points plus éloignés de la colonne et de ses annexes. Tels sont, en avant, le *grand droit antérieur de la tête* (2), en arrière le *grand droit postérieur de la tête*, le *grand oblique* (3), le *splénius*

(1) « *Le petit droit antérieur* naît en bas de la face antérieure des masses latérales de l'atlas et de la partie correspondante de l'apophyse transverse, par un tendon aplati auquel succèdent bientôt les fibres charnues, se porte en haut et un peu en dedans en s'élargissant, et s'insère à l'apophyse basilaire de l'occipital, au-devant du condyle de cet os. » (Sappey, *loc. cit.*, p. 170.)

(2) « *Le grand droit antérieur de la tête* naît en bas par de petits tendons du tubercule antérieur des apophyses transverses des sixième, cinquième, quatrième et troisième vertèbres cervicales. Ces quatre tendons, auxquels se joint souvent un cinquième émané du long du cou, sont recouverts après un court trajet par les fibres charnues qui forment des faisceaux d'abord distincts et obliquement ascendants, mais qui se réunissent ensuite et qui se rendent, celui du premier tendon directement à l'apophyse basilaire, les suivants successivement et selon leur origine, à la face postérieure d'une longue aponévrose occupant la partie moyenne et superficielle du muscle. De l'extrémité supérieure de celle-ci part un gros faisceau charnu, verticalement ascendant, qui s'unit au faisceau externe pour aller s'insérer à l'apophyse basilaire au-devant du trou occipital. Ainsi constitué le grand droit antérieur offre une remarquable analogie avec les muscles digastriques. » (Sappey, *loc. cit.*, p. 169.)

(3) « *Le grand oblique* ou oblique inférieur de la tête s'attache en dedans à

de la tête (1), le *petit complexus* (2) et le *sterno-mastoïdien* (3). En vertu de leurs insertions et de leur direction, ces muscles jouissent encore de la faculté d'incliner la tête latéralement; mais, en même temps que par la résultante de leur association ils peuvent concourir à ce mouvement, ils exercent deux autres actions. Par la première, ils provoquent un certain degré d'inclinaison, l'une sur l'autre, des vertèbres placées sous l'atlas; par la seconde, ils impriment à l'inclinaison latérale de la tête une direction plus ou moins oblique, plus ou moins composée. Ce double effet de l'intervention des muscles de la seconde catégorie pour produire l'inclinaison latérale de la tête sur la colonne ressort avec la dernière évidence et se montre d'une manière permanente dans les diffor-

l'apophyse épineuse de l'axis par des fibres tendineuses à peine apparentes, se dirige en avant, en haut et en dehors en augmentant graduellement de diamètre, puis diminue un peu de volume, et s'insère à la partie postérieure et inférieure de l'apophyse transverse de l'atlas. Cette seconde insertion se fait, comme la précédente, à l'aide de fibres aponévrotiques peu sensibles. » (Sappey, *loc. cit.*, p. 202.)

(1) « *Le splénius de la tête* s'insère : 1° aux deux tiers externes de la ligne courbe supérieure de l'occipital, immédiatement au-dessous du sterno-mastoïdien, par de courtes fibres aponévrotiques; à la portion mastoïdienne du temporal et à la moitié inférieure de la face externe de l'aponévrose mastoïde par des fibres tendineuses plus longues, plus accusées et beaucoup plus multipliées. » (Sappey, *loc. cit.*, p. 137.)

(2) « *Le petit complexus* s'attache en bas aux apophyses transverses des quatre dernières vertèbres cervicales, quelquefois à celle de la première vertèbre du dos, par des languettes tendineuses obliquement dirigées en haut et en dehors de la face externe, desquelles naissent autant de faisceaux charnus aplatis et bientôt confondus en un seul corps. Celui-ci se porte verticalement en haut en se rétrécissant de plus en plus, et s'insère à toute l'étendue du bord postérieur de l'apophyse mastoïde par un court tendon situé sur sa face profonde. Une intersection fibreuse linéaire et transversale occupe le plus habituellement la partie moyenne. » (Sappey, *loc. cit.*, p. 199 et 200.)

(3) « *Le sterno-mastoïdien* prend son insertion fixe d'une part sur le sternum par un faisceau étroit et conoïde, de l'autre sur l'extrémité interne de la clavicule par un faisceau large et mince; constitué par ces deux faisceaux accolés puis confondus, le sterno-mastoïdien se dirige en haut, en arrière et en dehors vers l'apophyse mastoïde du temporal et la ligne courbe supérieure de l'occipital. » (Sappey, *loc. cit.*, p. 146 et 147.)

mités du cou appelées *torticolis douloureux ou rhumatismaux*. Dans ces affections, en effet, le spasme s'étend souvent à presque tous les muscles du cou, et lui imprime une direction aussi complexe que les agents qui le provoquent. On a une sorte de confirmation de cette induction lorsque l'on essaye de redresser instantanément avec les mains la difformité; toutes les puissances musculaires qui y concourent s'insurgent et dévoilent par leur résistance celles qui ont concouru à la produire.

Ramené à ces conditions fondamentales, comme système propre à servir de type aux trois autres mouvements de flexion et d'inclinaison latérales de la colonne, le mécanisme de l'inclinaison latérale de la tête se résume donc dans les trois caractères qui suivent :

1° Il est servi par une disposition articulaire spéciale apte à produire l'inclinaison des parties suivant un plan transversal;

2° L'articulation centrale de ce mouvement s'appuie sur une partie fixe de la colonne, c'est-à-dire ne participant pas à ce mouvement;

3° Cette articulation, spécialisée par la direction de ses surfaces, favorisée par la fixité de son appui, est desservie par des agents musculaires spéciaux.

Cette formule appliquée au mécanisme de l'inclinaison *cervico-dorsale, dorso-lombaire* et *lombo-sacrée*, en même temps qu'elle sert à démontrer la réalité de ces mouvements, va y trouver elle-même sa confirmation.

2° *Agents de l'inclinaison cervico-dorsale.* — Parmi les muscles auxquels les auteurs ont accordé une participation au mouvement d'inclinaison du cou, il en est un que Bichat a indiqué par ce peu de mots : « Le *transversaire* incline le cou latéralement (1) ».

Aucun anatomiste depuis Bichat n'a ajouté à cette indication sommaire. Cruveilhier n'en dit mot, et M. Sappey se borne à ceux-ci : « Ce muscle (le transversaire) étend la colonne » cervicale en l'inclinant de son côté lorsque son action est » isolée (2). » Le silence de Cruveilhier et les simples assertions de M. Sappey ne disent ni comment l'inclinaison cervico-

(1) Bichat, *Œuvres complètes*, t. VIII, p. 212.

(2) Sappey, *Traité d'anatomie descriptive*, t. II, p. 199

dorsale s'effectue, ni à l'aide de quelles articulations, ni en vertu de quels rapports entre les insertions supérieures et inférieures du muscle et l'articulation cervico-dorsale; finalement quel est l'agent spécial et direct de l'inclinaison cervico-dorsale, et quels en sont les agents généraux et collectifs. Ces questions seules suffisent à prouver qu'elles n'avaient pas été posées, et à montrer les difficultés qu'il y avait à les résoudre. Or, avec les principes que nous avons posés précédemment, ces questions se résolvent en quelque façon d'elles-mêmes.

L'incertitude qui régnait sur la véritable action du transversaire du cou s'était même étendue à son identité et à son appellation. Cruveilhier, par exemple, n'y avait vu qu'un muscle de renforcement du long dorsal; Winslow y associait avec raison, sous le nom de *transversaire grêle*, de *faisceau de renforcement* du sacro-lombaire, le muscle *cervical descendant* (1). Si bien que dans son indication générale des muscles *fléchisseurs latéraux de la colonne*, Cruveilhier ne mentionne même pas le transversaire du cou. « Les muscles fléchisseurs latéraux » sont, dit-il, les inter-transversaires du cou et des lombes, » parmi lesquels je range : 1° le droit latéral de la tête; 2° le » scalène antérieur et le scalène postérieur; 3° le carré des » lombes (2). »

Eh bien, le seul rappel des insertions, de la direction et de la contexture du muscle suffit pour lever tous les doutes.

Boyer, Cruveilhier et M. Sappey sont d'accord pour fixer les

(1) « *Le transversaire du cou* s'attache en bas aux apophyses transverses des cinq ou six premières vertèbres du dos, et très-souvent aussi au tubercule postérieur des apophyses transverses des deux ou trois dernières vertèbres du cou, par des tendons d'autant plus longs et plus larges qu'ils sont plus inférieurs. A cette longue série de tendons externes succède une série égale de faisceaux charnus obliquement dirigés en haut et en avant, s'élargissant de plus en plus, puis se confondant avec les faisceaux voisins pour former le corps du muscle... De la partie supérieure et inférieure de celui-ci partent d'autres tendons obliquement dirigés en haut et en avant, d'autant plus longs et plus larges qu'ils sont plus élevés. Ces tendons externes ou terminaux vont s'insérer au tubercule postérieur des apophyses transverses des six dernières vertèbres cervicales. » (Sappey, *loc. cit.*, p. 199.)

(2) Cruveilhier, édit. de MM. Ch. Sée et Cruveilhier fils, t. I, p. 497 et 798.

insertions supérieures du transversaire du cou aux apophyses transverses des cinq dernières vertèbres cervicales. Suivant M. Sappey, il n'y a parfois aucune insertion sur les deux dernières cervicales. Les attaches inférieures ont lieu, d'après Boyer, aux apophyses transverses des quatre ou cinq vertèbres dorsales qui suivent la seconde; pour Cruveilhier, mêmes insertions, en exceptant de même les deux premières dorsales. Mais, ce qui est plus significatif encore, c'est que les tendons par lesquels se terminent les attaches supérieures et inférieures du transversaire du cou sont séparés par des faisceaux charnus intermédiaires. Sans vouloir insister autrement sur cette circonstance de la texture charnue du milieu du muscle, on ne peut s'empêcher d'y voir un indice de la contraction médiane du muscle exerçant par ses tendons un tirage sur les deux extrémités auxquelles ils se rendent. Or, le point spécialement mobile de la colonne entre ces extrémités, c'est l'articulation de la septième cervicale avec la première dorsale.

Est-il nécessaire d'ajouter que cette action s'exerce bien dans le plan des facettes articulaires, c'est-à-dire dans le plan transversal ?

Le transversaire du cou réunit donc tous les caractères de l'agent direct et spécial de l'inclinaison cervico-dorsale; et son action la plus intense répond bien à l'union articulaire des deux fractions de la colonne sur lesquelles il exerce du tirage.

Mais il faut considérer que, de ces deux fractions, l'une, la portion dorsale, reste rigide et inflexible; tandis que l'autre, la portion cervicale, composée de parties mobiles les unes sur les autres, partage entre toutes ses parties le tirage exercé sur son ensemble. Les muscles auxiliaires de l'inclinaison du cou ont surtout une part considérable à ce mouvement considéré dans toute l'étendue de la tige sur laquelle il s'exerce. Cette part se dédouble ainsi : en celle qui comprend la colonne cervicale tout entière, et en celle qui se fractionne entre chacune des vertèbres qui la composent.

En ce qui concerne l'inclinaison de totalité de la colonne cervicale à l'exclusion de l'articulation occipito-atloïdienne, elle est desservie par tous les muscles des régions antérieure et postérieure de la colonne cervicale qui s'insèrent au-dessus et au-dessous de l'articulation cervico-dorsale, et dont l'action isolée peut produire la flexion ou l'extension antéro-postérieure du cou, ou d'autres mouvements intermédiaires, mais dont la résultante de leur contraction simultanée produit une action intermédiaire qui se confond dans l'action directe du transversaire du cou et du cervical descendant. Tels sont, en avant, le muscle *long du cou* (1), par ses *faisceaux inférieurs* surtout; en arrière, le *grand complexus* (2), mais surtout les deux *scalènes* (3), dont la résultante est si exactement située dans

(1) « *Les faisceaux inférieurs du long du cou*, au nombre de deux, s'insèrent en bas sur la partie latérale du corps de la deuxième et troisième vertèbre du dos, se dirigent obliquement en haut et en dehors, et s'attachent au tubercule antérieur de l'apophyse transverse des sixième et cinquième vertèbres cervicales. Quelquefois ils se réunissent et s'insèrent seulement à la sixième. » (Sappey, *loc. cit.*, p. 176.)

(2) « *Le grand complexus* s'attache en bas : 1° aux apophyses transverses des cinq ou six premières dorsales par de courts tendons; 2° aux apophyses articulaires et à la base des apophyses transverses des cinq dernières vertèbres cervicales par des tendons semblables; 3° et dans quelques cas à l'apophyse épineuse de la septième vertèbre du cou ou à celle des deux premières vertèbres du dos, par un faisceau charnu aussi variable dans ses dimensions que dans son existence. De ses diverses origines partent autant de faisceaux d'autant plus courts et plus obliques qu'ils sont plus élevés. De leur juste position et de leur fusion résulte le corps charnu du muscle, d'abord très-grêle, mais de plus en plus volumineux, lequel se dirige en haut et en dedans pour se rapprocher du ligament cervical postérieur; il devient alors vertical et parallèle à celui du côté opposé, puis s'insère à celui de l'occipital sur l'empreinte rugueuse qu'on remarque entre les deux lignes courbes de cet os à droite et à gauche de la crête occipito-externe » (Sappey, *loc. cit.*, p. 200.)

(3) « *Les scalènes.* — *Le scalène antérieur* s'attache en bas au bord interne de la première côte et au tubercule de sa face externe, en avant de la gouttière sous-jacente à l'artère sous-clavière, par un tendon qui remonte en s'épanouissant sur ses fibres charnues. De cette origine le scalène antérieur se dirige en haut, en dedans et en arrière, et se termine par quatre faisceaux qui vont se fixer à l'aide de courtes languettes tendineuses, d'abord cachées dans leur épaisseur, au tubercule antérieur des apophyses transverses des quatre dernières vertèbres cervicales. Quelquefois il ne s'élève pas jusqu'à la quatrième, ou monte jusqu'à la troisième.

» *Le scalène postérieur* inférieurement est divisé en deux faisceaux, l'un antérieur l'autre postérieur... le faisceau antérieur s'insère sur toute la largeur de la face supérieure de la première côte; le faisceau postérieur se fixe au bord supérieur et à la face externe de la seconde côte. Les deux faisceaux du

le plan transversal qu'on pourrait presque les considérer comme des moteurs directs et spéciaux de l'inclinaison cervico-dorsale.

Les insertions et les directions de cette catégorie de muscles sont trop connues pour qu'il soit nécessaire même de les mentionner ici. Résumons seulement leur double action en disant que, situés dans les régions antérieure et postérieure du cou, ils possèdent, par leur action séparée mais bilatérale, la propriété de fléchir et d'étendre la colonne, et par leur action collective mais unilatérale, la faculté de l'incliner latéralement.

L'inclinaison partielle et réciproque de chaque vertèbre cervicale serait un objet d'étude bien délicat et bien compliqué. Il faut se contenter ici d'une indication générale fournie par les deux ordres de causes les plus générales et les plus évidentes. Ces deux ordres de causes sont : 1° les insertions partielles de chacun des muscles exerçant l'inclinaison de la tige cervicale entière; 2° les petits muscles inter-transversaires qui vont d'une apophyse transverse à l'autre. L'une et l'autre de ces influences doivent être considérées comme un appoint aux éléments nombreux en vertu desquels la tête et le cou sont susceptibles de répondre, par l'extrême mobilité et complexité de leurs moyens articulaires, à l'instantanéité de leurs mouvements, et d'affecter, sous des formes adoucies, les attitudes les plus délicates et les plus variées.

Je ne saurais mieux démontrer la spécialité et l'indépendance des deux inclinaisons *occipito-atloïdienne* et *cervico-dorsale* qu'en citant un ordre de faits dans lesquels ces deux mouvements se rencontrent réunis à l'état de fixité chez le même individu. Je veux parler du *torticolis musculaire ancien*. Dans cette espèce de torticolis, l'inclinaison de la tête sur la colonne, qui est le point de départ de la difformité, il s'établit petit à petit une inclinaison dite balancement en sens inverse de l'in-

scalène postérieur se dirigeant obliquement en haut, en dedans et un peu en avant, en s'appliquant l'un à l'autre, se rapprochent de plus en plus du scalène antérieur et vont se fixer au tubercule postérieur des apophyses transverses des six dernières vertèbres du cou par autant de petits tendons longtemps cachés dans leur épaisseur. Il n'est pas rare de voir se prolonger une languette tendineuse jusqu'à l'apophyse transverse de l'atlas. » (Sappey, *loc. cit.*, p. 183, 173.)

clinaison primitive de la tête; cette seconde inclinaison, très-sensible et très-visible à l'extérieur, est accusée en outre par un raccourcissement considérable de l'espace compris entre la racine du cou et l'épaule, et par un allongement proportionnel du même espace du côté opposé. Ce fait est aussi constant qu'il est concluant. Dans cette difformité, la colonne cervicale est donc inclinée à angle aigu sur l'articulation cervico-dorsale. A la faveur de cette inclinaison secondaire, destinée à balancer ou compenser celle de la tête, celle-ci, quoique toujours inclinée sur l'atlas, semble redressée. Or la portion intermédiaire de la colonne cervicale participe à peine à ces deux inclinaisons inverses. Il n'y a donc pas dans cette circonstance le moindre doute à émettre sur la coexistence et l'indépendance de ces deux mouvements, et en particulier du mouvement d'inclinaison cervico-dorsale, par des muscles autres que ceux qui produisent l'inclinaison occipito-atloïdienne.

Je passe à l'examen des agents musculaires de l'inclinaison dorso-lombaire.

3° *Agents de la flexion ou inclinaison dorso-lombaire.* — Ces agents ne sont pas moins caractérisés que l'articulation elle-même dont ils sont les moteurs. Mais ici, comme pour l'inclinaison cervico-dorsale, on se trouve en présence d'une confusion de choses et de langage, qui serait bien faite pour embarrasser, si à la lumière étiologique on ne voyait se dissiper les obscurités.

Tous les anatomistes, en décrivant les muscles de l'épine proprement dits, ont éprouvé un certain embarras à propos des trois portions dont se compose le *grand dorsal :* la portion *costale*, la portion *transversaire* et la portion *spinale*. Il en est même quelques-uns qui réduisent le muscle aux deux seules portions transversaire et costale, considérant la portion spinale comme de simples faisceaux appelés *faisceaux internes* et *superficiels* ou *faisceaux épineux*. Winslow est le seul parmi les anatomistes originaux qui ait considéré cette portion du long dorsal comme un muscle particulier, auquel il a réservé le nom de *muscle spinal*, muscle *long épineux du dos*. Quoi qu'il en soit de cette divergence, la lumière étiologique, avons-nous dit, vient dissiper toute obscurité à cet égard. Nous attribuons, en effet, au muscle *spinal* ou *long épineux du dos* de Winslow ou aux *faisceaux épineux* de M. Sappey, la propriété d'incliner la colonne dorsale sur la région lombaire ou, pour préciser, sur la douzième dorsale.

Par la raison qu'aucun anatomiste n'avait reconnu l'existence de l'inclinaison spéciale dont l'articulation de la onzième dorsale avec la douzième est le siége et le centre, aucun n'en avait cherché l'agent musculaire direct. Mais la propriété que nous assignons au muscle spinal est parfaitement justifiée par sa situation et ses insertions reconnues, et par sa composition et texture.

Depuis Bichat et Boyer jusqu'à M. Sappey, tous les anatomistes placent les attaches *supérieures* du spinal aux apophyses épineuses des dernières vertèbres dorsales et ses attaches *inférieures* aux premières lombaires. M. Sappey, qui a porté une attention spéciale sur ce point et le seul qui l'ait traité avec la précision et la clarté désirables, en a donné une description et un dessin tout à fait conformes aux fonctions que nous lui attribuons. « Les faisceaux *internes* et *superficiels* ou *épineux*, » écrit M. Sappey, n'ont été qu'imparfaitement vus par les » auteurs qui en ont donné jusqu'ici une description vague. » Pour les bien observer il importe de couper à leur attache » tous les faisceaux propres et d'attirer ensuite le long dorsal » en dehors; dans ces conditions les faisceaux épineux s'écar- » tant, s'étalant en quelque sorte, leur disposition devient » très-manifeste. On peut alors reconnaître : 1° Que les bande- » lettes aponévrotiques venues de l'apophyse épineuse de la » douzième vertèbre dorsale et de la première vertèbre lom- » baire sont étroites et très-courtes; que celle émanée de la » seconde vertèbre des lombes est notablement plus large et » plus longue; que celle née de la troisième est plus large et » plus longue encore; et que toutes les trois suivent une direc- » tion oblique en haut et en dehors; 2° que ces trois bandelettes » ne tardent pas à être recouvertes par des fibres charnues » qui naissent de leur face externe et qui se croisent pour se » diriger en haut et en dehors en formant des faisceaux aplatis » de largeur très-inégale; 3° que ces longs et minces faisceaux » charnus s'unissent et forment deux couches, l'une superfi- » cielle, à fibres plus longues, l'autre profonde, à fibres courtes; » 4° que ces deux couches se *terminant* par des *tendons* au nom-

» bre de sept ou huit, ceux-ci augmentent progressivement de » volume des inférieurs aux supérieurs, et vont se fixer aux apo- » physes épineuses de toutes les vertèbres dorsales comprises » entre les deux premières et les deux dernières. »

J'ai reproduit textuellement cette description, premièrement parce qu'elle est admirable d'exactitude, secondement parce qu'il est impossible de ne pas y lire en toutes lettres la fonction dévolue à ce muscle : ses insertions d'abord, placées sur les deux extrémités rigides de la colonne au milieu de laquelle se trouve la partie mobile ; puis ces insertions s'arrêtant au-dessus et au-dessous de ce point ; puis les cordons musculaires s'allongeant, se fortifiant à mesure qu'ils s'en éloignent ; puis la partie charnue occupant le milieu de chaque faisceau. Que manque-t-il à cet ensemble de dispositions pour imposer la conviction, si ce n'est l'expérience sur le vivant ? Or l'expérience ne m'a pas fait défaut. J'ai fait coucher sur le ventre plusieurs jeunes sujets de façon à supprimer l'action des muscles nécessaires au maintien de l'équilibre dans la station verticale. Dans cette situation j'ai fait incliner la colonne dorsale sur la colonne lombaire ; et, pendant l'exécution de ce mouvement, ma main placée sur le trajet du muscle spinal a parfaitement apprécié sa contraction et sa direction formant la corde de l'arc. Pour obtenir ce résultat il faut expérimenter sur de très-jeunes sujets maigres, sur de jeunes filles de douze à quinze ans, dont la taille est relativement plus longue et plus flexible.

Le muscle *long épineux du dos*, le *spinal* proprement dit, est donc l'agent spécial et direct de l'inclinaison dorso-lombaire ; ne peut-on pas ajouter qu'il est, par toutes ses dispositions, l'analogue du transversaire du cou (1) ?

Mais le spinal n'est pas absolument le seul muscle chargé de ce mouvement. J'ai été conduit, par la disposition de cet appendice osseux qui tient la place, sous la forme d'un crochet

(1) Depuis la lecture de ce mémoire à l'Académie, il m'a été objecté que les insertions du spinal aux apophyses épineuses permettaient difficilement d'attribuer à ce muscle la propriété que nous lui assignons. Nous avons répondu que, d'une part, ses insertions n'ont pas lieu au sommet des apophyses, mais dans toute leur étendue et sur leurs côtés ; et d'autre part que les corps vertébraux, faisant opposition en avant, convertissent le tirage des tendons spinaux en une résultante passant dans le plan des articulations de la

recourbé, de l'apophyse transverse de la douzième dorsale, à rechercher si ce crochet apophysaire ne serait pas l'indice d'un tirage exceptionnel et, par conséquent, de l'insertion d'un faisceau musculaire spécialement adapté à l'articulation de la onzième avec la douzième dorsale. C'est ce que la dissection m'a confirmé. J'ai constaté en effet, avec le concours obligeant de M. Fort, que du crochet apophysaire de la douzième dorsale part un très-fort et profond faisceau musculaire dont l'attache supérieure va se perdre dans le surtout ligamenteux des apophyses épineuses des sixième, septième et huitième vertèbres dorsales. Ce faisceau est une partie du transversaire épineux renforcé en ce point. Déjà les anatomistes, et M. Sappey en particulier, avaient remarqué un renforcement de la portion du transversaire épineux de cette région. On ne saurait y méconnaître un agent complémentaire du spinal proprement dit.

En ce qui concerne les agents généraux auxiliaires de l'inclinaison dorso-lombaire, ils sont tellement visibles, qu'il est à peine besoin de les indiquer. Les portions transversaire et costale du long dorsal, et tout le sacro-lombaire lui-même, agissant collectivement et simultanément sur les apophyses transverses et les côtes, constituent des bras de levier à ces agents puissants de l'inclinaison dorso-lombaire. Tous ces muscles situés dans le plan postérieur de la colonne avaient besoin d'une action antagoniste pour conserver leur action transversale. Ce concours leur est prêté par le poids des parties antérieures d'abord, puis par le grand psoas, dont les insertions supérieures partent de la douzième dorsale. Il est ainsi placé, comme le long du cou, comme le grand droit antérieur, au-devant de la colonne pour balancer l'action des muscles postérieurs et produire une résultante intermédiaire passant entre leurs couches antérieure et postérieure dans le plan même de l'inclinaison.

onzième avec la douzième dorsale, c'est-à-dire dans le plan même de l'inclinaison. Nous avons ajouté que cette action est encore favorisée par la disposition des apophyses épineuses dorsales, lesquelles, tout à fait inclinées en bas et presque aplaties, contre la colonne, sont ainsi presque dans le plan des apophyses articulaires; qu'enfin l'expérience sur le vivant lève toute espèce de doute à cet égard.

Tel est le mécanisme de l'inclinaison dorso-lombaire et tels sont les muscles qui concourent à son exécution.

4° *Agents de l'inclinaison lombo-sacrée.* — Le mécanisme de l'inclinaison lombo-sacrée, le plus simple en apparence, est pourtant le plus compliqué. Il comprend non-seulement l'action générale en vertu de laquelle le tronc entier est incliné sur le bassin, mais toutes les autres particularités nécessaires au maintien de l'équilibre dans la station verticale et dans toutes les attitudes qui peuvent accompagner cette inclinaison. Il n'est aucun mouvement de la charpente osseuse auquel participent autant de muscles, et il n'en est aucun qui exige à ce degré leur simultanéité et leur harmonie d'action, pour faire d'une tige incessamment mobile une tige rigide. De là des muscles *rotateurs*, des *fixateurs*, des *extenseurs*, des *fléchisseurs*, pour répondre à tous les besoins et à toutes les nécessités de cet équilibre instable. Notre objet n'est pas d'entrer dans le détail de tous ces problèmes : nous ne les mentionnons que pour les réserver.

Le seul problème qui nous reste à résoudre est de mettre en parfait accord une action musculaire spéciale avec une articulation spéciale, et de montrer qu'au bas de la colonne, comme dans les différents points de cette tige — où nous avons placé les centres des mouvements d'inclinaison dont elle est susceptible — il y a un instrument spécial au service de la volonté, comme il y a une action musculaire spéciale pour la servir.

Or l'agent musculaire spécial de l'inclinaison lombo-sacrée est le *carré des lombes* (1). Sa position, rigoureusement dans

(1) « Le *carré lombaire* s'attache en bas : 1° sur toute la longueur du ligament ilio-lombaire ; 2° et au delà de ce ligament sur la crête iliaque dans l'étendue de 3 ou 4 centimètres. Ces insertions ont lieu par des fibres aponévrotiques, d'autant plus longues qu'elles sont plus antérieures, et croisées inférieurement par d'autres fibres transversalement dirigées. A ces fibres succède un plan charnu qui se porte en haut et en dedans, mais qui ne tarde pas à se diviser en cinq faisceaux. Le plus externe de ceux-ci, qui est aussi le plus long, monte vers le bord inférieur de la douzième côte et s'insère sur sa moitié interne par de courtes fibres tendineuses. Les suivants, d'autant plus obliques et plus courts qu'ils deviennent plus inférieurs, vont se fixer au sommet des deux apophyses transverses des quatre premières vertèbres lombaires. » (Sappey, *loc. cit.*, p. 264.)

le plan des surfaces articulaires de la dernière lombaire avec le sacrum, ses attaches aux parties latérales de la colonne lombaire, dont le faisceau supérieur est le plus fort et le faisceau inférieur le plus oblique; le retentissement de son action principale entre ses attaches supérieures et inférieures au niveau de l'articulation la plus mobile, ne sauraient soulever le moindre doute à cet égard. L'évidence de cet accord est un appoint donné au mécanisme général dont nous avons précédemment formulé les caractères et les conditions.

Mais cet agent principal et spécial de l'inclinaison lombo-sacrée a ses auxiliaires dans tous les muscles qui partent du sacrum et du bassin pour aller s'insérer, dans toute son étendue, aux parties latérales de la colonne. Après les inter-transversaires des lombes, dont l'action est limitée au champ de leurs insertions, le sacro-lombaire et le long dorsal remplissent parfaitement ce rôle, comme ils satisfont complétement à ces conditions. C'est un ensemble de forces ou puissances qui s'attachent le long de ce bras de levier comme renforts du carré des lombes placé comme agent principal et régulateur de l'inclinaison latérale du tronc sur le bassin.

Conclusions.

De l'ensemble des faits et des considérations contenues dans ce mémoire, je crois être fondé à tirer les conclusions suivantes :

1° Il existe quatre centres d'inclinaison latérale de la colonne vertébrale : une inclinaison occipito-atloïdienne, une inclinaison cervico-dorsale, une inclinaison dorso-lombaire et une inclinaison lombo-sacrée.

2° A chacun de ces centres d'inclinaison correspondent des dispositions articulaires spéciales dirigées toutes dans le sens transversal et appuyées toutes sur une partie fixe de la colonne.

3° Les portions de la colonne placées entre ces différents centres d'inclinaison offrent des dispositions décroissantes de la disposition centrale : au-dessus une diminution de la mobilité, au-dessous une décroissance de la fixité.

4° Le système musculaire affecté à chaque mouvement d'inclinaison comprend des agents directs et spéciaux et des agents auxiliaires et généraux : les premiers, situés et agissant directement dans le plan transversal de ce mouvement, les seconds agissant par leur résultante intermédiaire et venant se confondre avec l'action transversale de son ou de ses agents directs.

5° Comme accessoires et auxiliaires de chacune de ces actions localisées, il existe toujours une action harmonique et collective des muscles obéissant au système général de l'accommodation; action en vertu de laquelle l'ensemble prête son concours à l'acte particulier pour en assurer la régularité et la solidité.

En terminant, qu'il me soit permis de le faire remarquer : il résulte de cette étude que la détermination physiologique des dispositions articulaires et des actions musculaires est une base indispensable pour conduire à la connaissance la plus parfaite de la situation, des rapports et des propriétés de chaque partie du système musculaire. C'est à l'aide de cette méthode que j'espère soumettre prochainement à l'Académie une nouvelle détermination et classification des muscles de l'épine.

PARIS. — IMPRIMERIE DE E. MARTINET, RUE MIGNON, 2

www.ingramcontent.com/pod-product-compliance
Ingram Content Group UK Ltd.
Pitfield, Milton Keynes, MK11 3LW, UK
UKHW020958220726
13924UKWH00002B/758

9 782019 267384